Quelle alimentation pour la galactosémie ?

MENARD Cédric
DIETETICIEN-NUTRITIONNISTE
Diplômes d'Etat français

Merci infiniment d'avoir acheté cet ouvrage

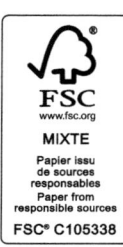

Edition : BoD - Books on Demand
12/14 rond-point des Champs Elysées, 75008 Paris
Imprimé par Books on Demand GmbH, Norderstedt, Allemagne
ISBN : 9782810624485
Dépôt légal : mars 2021

Bonjour et merci infiniment de votre confiance.

Vous avez acheté cet ouvrage afin d'accompagner sur un plan diététique votre galactosémie ou intolérance alimentaire au galactose, et sachez que j'ai tout fait, dans l'écriture de celui-ci, pour vous apporter un maximum de confort et de réconfort sur le plan diététique, mais également de satisfaction. Lisez et suivez attentivement les conseils de cet ouvrage et vous obtiendrez satisfaction. Vous êtes important(e) à mes yeux. J'ai écrit ces ouvrages pour vous aider du mieux de mes capacités. Merci.

Je m'appelle MENARD Cédric, et je suis diététicien-nutritionniste diplômé d'Etat. J'ai effectué une partie de mes études de diététique au sein de l'hôpital psychiatrique de Picauville, ainsi qu'aux services de néphrologie et de gastro-entérologie au C.H.U de Rennes. Une fois diplômé, je me suis installé comme diététicien-nutritionniste en profession libérale en 2008. J'ai profité de mes premiers mois d'installation pour me spécialiser en micronutrition, et fus diplômé du Collège Européen Nutrition Traitement Obésité (CENTO) en 2009.

<u>Attention</u> : cet ouvrage n'est pas adapté à de quelconques autres intolérances ou allergies alimentaires que la galactosémie : il vous appartiendra donc d'être vigilant(e) dans l'application des menus de proposés, et d'y faire, le cas échéant, une sélection alimentaire appropriée, notamment, par exemple, en cas d'intolérance au gluten.

Mon site Internet : **www.cedricmenarddieteticien.com**
Mon numéro de certification professionnelle **ADELI**, enregistré auprès de la DDASS : 509500435.

L'intolérance au galactose ou galactosémie

Les mots accompagnés d'un astérisque* sont définis à la page 35.

L'intolérance au galactose ou **galactosémie,** est une maladie métabolique héréditaire due à l'absence de synthèse par le foie d'une enzyme, qui est responsable du métabolisme du galactose en glucose. Elle touche environ 1 nouveau-né sur 20000 naissances.

Le galactose provient essentiellement de l'hydrolyse, par l'organisme, du lactose (provenant des laits et des produits laitiers). Si le régime alimentaire adapté n'est pas suivi, et ce, <u>**toute la vie**</u>, mais **surtout pendant les premières années de la vie**, il s'en suit une arriération mentale, une **cataracte*** et une cirrhose précoce du foie (mortelle).

Mesures hygiéno-diététiques :

le traitement de la galactosémie est <u>**essentiellement diététique.**</u> Il passe par la suppression totale du galactose et donc, du lactose de l'alimentation, **ainsi que des polymères du galactose et des oligosaccharides de l'alimentation.**

1- L'enfant et l'adulte doivent consommer des substituts de lait sans galactose. De nombreux laboratoires en proposent : Lactalis, Nutricia, Vitaflo…

Pourquoi ? Comme précisé ci-dessus, le galactose est mortel pour les enfants atteints de galactosémie, de plus, s'il ne les tue pas, le galactose entraîne un **déficit cérébral important et un retard staturo-pondéral** irréversible.

2- Le régime sans galactose est très difficile à suivre.

Pourquoi ? Beaucoup de polymères du galactose sont **cachés** dans les produits industriels, ainsi, il faudra **lire les étiquettes nutritionnelles de <u>chaque produit attentivement</u>.** La présence de galactose <u>**est certaine**</u> si l'on peut lire, sur l'étiquetage nutritionnel du produit, l'une des mentions suivantes : lait, lactose, galactose, lactosérum, lactoprotéine, caséines, matières grasses animales, matières grasses non précisées, gélifiants, arôme naturel, caséinates, lactalbumine, stachyose, raffinose, verbascose, additif E415, soja...

3- Tous les laits et les produits laitiers <u>**seront interdits**</u> : laits de femme, d'animaux, de soja ou soya, lait d'amande, protéines de soja, farine de soja, tofu, watto, tempeh, miso, yaourts, fromage blanc, petit suisse, desserts lactés, **tous les fromages**...

Pourquoi ? Ce sont des produits riches plus ou moins en lactose ou galactose, et la molécule de lactose, une fois ingérée par l'organisme, va s'hydrolyser en : glucose + **galactose**.

4- Il existe des produits laitiers spéciaux dits « **délactosés** » ou « **sans lactose** », **<u>qui sont parfaitement adaptés</u>** comme produits laitiers de remplacement en cas de galactosémie, à condition qu'ils soient également garantis **sans galactose.**

Pourquoi ? Le lactose et le galactose étant supprimés de ces aliments, il n'y a donc plus de risque d'hydrolyse de ce lactose en galactose toxique.

5- Tous les plats du traiteur, les viandes cuisinées en sauces, du commerce, les charcuteries artisanales et industrielles, les poissons cuisinés et panés du commerce, le surimi et les nuggets <u>**seront interdits**</u>.

Pourquoi ? Ces produits sont sources de galactose.

6- Certains légumes verts <u>**seront interdits**</u> : petits pois, betterave, tomate (concentré, jus, sauce, crue...), **tous les légumes secs**, les potages et **les purées du commerce.**

Pourquoi ? Ces légumes verts et produits déshydratés, sont des sources importantes de galactose.

7- Certains légumes verts seront consommés en **quantité modérée :** endive, poireau, oignon, carotte, chou brocoli, patate douce, chou de Bruxelles, poivron et citrouille.

  Pourquoi ? Ces légumes verts sont des sources moyennement importantes de galactose.

8- Les légumes verts **non mentionnés** dans les points N°6 et N°7 sont consommables **sans problème.**

  Pourquoi ? Les légumes verts, **non mentionnés** aux points N°6 et N°7, sont des sources alimentaires **faibles ou inexistantes** en galactose.

9- Certains fruits **seront interdits** : pruneau, mûre, groseille à maquereau, groseille, airelle, goyave, kaki, mangue, papaye, figue, noisette, châtaigne, baies et les jus en contenant**.**

  Pourquoi ? Ces fruits sont des sources **importantes** de galactose.

10- Certains fruits seront consommés en **quantité modérée :** cerise, ananas, kiwi, framboise, citron, datte, pêche, poire, prune, pomme, banane, pastèque, fraise et les jus en contenant.

  Pourquoi ? Ces fruits sont des sources **moyennement importantes** de galactose.

11- Les fruits frais, secs et les jus en contenant **non mentionnés** dans les points N°9 et N°10 sont consommables **sans problème.**

  Pourquoi ? Ces fruits **non mentionnés** dans les points N°9 et N°10, représentent des sources alimentaires **faibles ou inexistantes** en galactose.

12- Les farines lactées, farines de soja, tofu, pain de soja, pain grillé du commerce, pain de mie, viennoiseries, pain au lait, brioches, biscottes, cracottes, triscottes, les pâtes brisées, sablées, feuilletées, les biscuits et pâtisseries du commerce, le germe de blé, chapelure, les céréales du petit déjeuner contenant du lait ou du chocolat, les farines infantiles lactées sont des **produits alimentaires interdits**.

  Pourquoi ? Ces aliments céréaliers représentent des sources alimentaires potentiellement importantes en galactose.

13- Toutes les farines naturelles : blé, orge, avoine, seigle, maïzena, riz, sarrasin, fécule de pommes de terre, pain ordinaire, semoule, tapioca, riz, pâtes **sans œufs**, pâtisseries maison (**préparées sans crème, ni beurre, ni lait et ni œuf**), les corn flakes, miel pops... sont des **aliments céréaliers autorisés.**
Pourquoi ? Ces produits céréaliers représentent des sources alimentaires faibles en galactose.

14- Le **cacao et tous les produits qui en contiennent**, le caramel, les bonbons à la crème, au lait, au beurre, la crème glacée, **le poivre**, la mayonnaise **sont interdits.**
Pourquoi ? Ce sont des apports importants en galactose.

15- Les beurres allégés, le beurre, la crème fraîche, la plupart des margarines végétales, **sont interdits.**
Pourquoi ? Ce sont des apports **importants** en galactose.

16- Toutes les huiles végétales, lard, saindoux, graisse d'oie, certaines margarines, sont autorisés à la consommation.
Pourquoi ? Ces produits gras représentent des sources alimentaires **faibles voire inexistantes** en galactose.

17- Buvez prioritairement des eaux riches en calcium : Vittel, Hépar et Contrex.
Pourquoi ? Ces eaux apportent du calcium indispensable, que les produits laitiers, interdits à la consommation, apportent en temps normal.

18- Tous les produits à base de soja sont interdits (lait, yaourt... de soja).
Pourquoi ? Ils apportent des oligosaccharides toxiques en cas de galactosémie.

19- Les abats **sont interdits** et le jaune d'œufs, ainsi que tous les produits alimentaires qui en contiennent (pâtes aux œufs, sablés, omelette, pâtisseries, crème pâtissière, mayonnaise...) **sont déconseillés, on évitera, pour ces derniers, une consommation trop fréquente, au mieux : ils seront supprimés.**

Pourquoi ? Ils apportent des polymères du galactose appelés galactolipides, qui sont plus ou moins toxiques en cas de galactosémie.

Précision très importante concernant la galactosémie et cet ouvrage :

1- Le régime de restriction alimentaire concernant la galactosémie qui vous est proposé, est surtout **très fortement conseillé aux enfants et aux adolescents** atteints de galactosémie. Une fois adulte, des libertés alimentaires peuvent être accordées, à **partir du moment où le lactose est totalement banni de l'alimentation (par exemple, la consommation d'œufs et d'abats peuvent être autorisés...), c'est pourquoi le régime intitulé « Régime sans lactose »** page 395, <u>**peut vous être parfaitement adapté une fois adulte et atteint de galactosémie.**</u> Cependant, par mesure de sécurité, je vous conseille tout de même, quel que soit votre âge, un régime alimentaire d'exclusion stricte du galactose, et ce, afin de vous éviter le plus possible d'éventuels soucis de santé, liés au galactose. **La galactosémie entraîne des problèmes de santé très graves. A vous de voir, sous conseils de votre médecin, quelle type d'alimentation mettre en place une fois à l'âge adulte : régime strict sans galactose ou régime sans lactose ?**

2- J'aurai souhaité vous proposer des produits alimentaires dépourvus de risque sanitaire pour votre galactosémie, rendant alors mon travail diététique plus complet. Cependant, deux points m'en ont totalement empêché :

      - Les produits industriels qui sont dépourvus de galactose (ou dérivés) aujourd'hui, peuvent en contenir dès demain !

      - Un produit lambda d'une certaine marque peut très bien ne pas contenir de galactose (ou dérivés), et le même produit lambda, mais d'une autre marque, **en contenir** ! Vous comprenez le dilemme ? La seule et meilleure chose qu'il vous reste à faire : c'est de bien lire toutes les étiquettes nutritionnelles de tous les produits alimentaires que vous consommez ! J'en suis profondément désolé.

Présentation sommaire des diverses familles alimentaires

Un petit chapitre pratique pour vous présenter brièvement les différentes familles alimentaires. Ainsi, face à votre éventuelle pathologie (ou non), vous saurez mieux appréhender les conseils nutritionnels proposés dans cet ouvrage. A savoir que la présentation des produits dans chacune de leur famille alimentaire, ne signifie pas qu'ils vous soient tous autorisés dans votre alimentation courante !
Attention : les listes proposées ne sont pas complètes.

Les produits laitiers : il s'agit de tous les produits à base de lait de mammifère : lait entier, demi écrémé, écrémé de vache, de brebis, d'ânesse, de chèvre... et de tous les produits dérivés qui en découlent : yaourt, fromage frais, petit suisse, crème fraîche et beurre (ces deux derniers seront **prioritairement** associés à la famille alimentaire des matières grasses), babeurre, kéfir, tous les fromages, desserts lactés (riz au lait, crème dessert...) Les produits laitiers peuvent être allégés en matières grasses, être sans sucre, édulcorés, sucrés, sans lactose, sans galactose, aromatisés ou non, mais *ils représenteront toujours des apports importants en calcium.*
Par mesure de praticité, on considèrera que le lait d'amande, le lait de soja et tous les produits qui en contiennent (yaourt au soja...) font partie de cette famille alimentaire des produits laitier.

Les viandes, poisson, œuf et assimilés : toutes les viandes, tous les poissons, tous les œufs et tous les produits industriels ou non et les plats préparés qui en contiennent dans des proportions convenables : raviolis, cassoulet, hachis, quiches... Les assimilés seront : les crustacés (coques, moule, crevettes, crabe...), le surimi...
Ils représenteront toujours des apports importants en protéines animales.

Les féculents : voir la liste des féculents sur mon site Internet : www.cedricmenarddieteticien.com
Les féculents sont, dans l'alimentation courante, surtout représentés par : le pain, les pommes de terre, les légumes secs, le riz, les pâtes, le quinoa, le boulgour et tous les produits alimentaires à base de farine de blé, orge, avoine, seigle, sarrasin, maïs, quinoa, riz, fécule de pommes de terre, le tapioca... *Ils représenteront toujours des apports importants en amidon*, qui est la source d'énergie principale et indispensable pour l'organisme. Ils sont également appelés : sucres lents.

Les légumes verts : voir la liste des légumes verts sur mon site Internet : www.cedricmenarddieteticien.com
Ils représenteront toujours des apports importants en fibres alimentaires végétales, en vitamines et en sels minéraux.

Les matières grasses : il s'agit de tous les corps gras tels l'huile végétale, la margarine végétale, le beurre, le saindoux, la crème fraîche qui sont les plus répandus, ils peuvent être allégés, salé ou non... *Ils représenteront toujours des apports importants en énergie, et en fonction du corps gras concerné : en omégas, en cholestérol, en acides gras et en vitamines A, E, D et K.*

Les fruits frais : tous les fruits sont représentés dans cette catégorie, ainsi que les compotes de fruits, les jus de fruits, les confitures riches en fruits et appauvries en sucre rentrent dans cette catégorie... *Ils représenteront toujours des apports importants en fibres alimentaires végétales, en vitamines et en sels minéraux.*

Les produits sucrés : il s'agit du sucre blanc, roux, de canne, glace, semoule... et de tous les produits qui en contiennent : bonbons, pâtisseries, gâteaux, biscuits, miel, chocolats, confitures, gelées, marmelades... ... *Ils représenteront toujours des apports importants en glucose,* source d'énergie pour l'organisme. Ils sont aussi appelés : sucres rapides.

Plan d'une journée d'alimentation adapté à la galactosémie

👆 **ATTENTION : il s'agit d'une proposition d'alimentation adaptée aux <u>adultes</u> (<u>pas aux enfants</u>) atteints de <u>galactosémie essentiellement</u>, c'est-à-dire aux adultes (<u>pas aux enfants</u>) qui ne souffrent d'aucune autre pathologie connue, et ne réclamant aucune autre mesure diététique particulière.**

Le petit-déjeuner

Le petit déjeuner doit être énergétique, riche en sucres lents sous forme de féculent, mais doit être également riche en calcium, et doit apporter un peu de matières grasses et des fibres alimentaires végétales en quantité.

➢ **Produit laitier délactosé garanti sans lactose ni galactose (<u>produits médicaux</u> :** Enfamil O-lac, Al 110, Galactomin, Lait sans galactose de chez Nutricia, Vitaflo, Lactalis**), pas de fromage,** , yaourt délactosé sans galactose, petit suisse délactosé sans galactose, fromage blanc délactosé sans galactose, mais peut également être apporté sous la forme de riz au lait délactosé MAISON, semoule au lait délactosé MAISON (et dans ce cas, les apports en féculents seront couverts en plus des apports en produits laitiers)... Les apports en calcium pourront être couverts par des eaux minérales riches en calcium : Hépar, Contrex et Volvic.
⇨ **Apports en calcium et en protéines animales de haute valeur biologique.**

➢ **Un apport en féculent au choix parmi :** pain (le pain complet, aux céréales du boulanger... **seront nettement mieux** que le pain blanc, le pain peut être grillé **soi-même** sans problème), céréales complètes type muesli nature, flocons d'avoine nature, galette de riz soufflée nature, pain suédois (lisez les étiquettes des autres produits céréaliers pour petit-déjeuner avant de les consommer). **Ne pas consommer tous les produits céréaliers industriels qui peuvent contenir du galactose plus ou moins caché tels :** toutes les biscottes, cracottes, les céréales allégées pour régime, les céréales à base de blé soufflé qui sont très sucrées, pain au lait, brioches...tous les produits céréaliers à base de **chocolat**...

⇨ **Apports en énergie à diffusion lente et progressive, apportent des fibres alimentaires végétales, des sels minéraux et des vitamines (si céréales complètes).**

➢ **Un apport en fruit au choix (choix à faire selon leur teneur respective en galactose) :** fruit frais, fruit frais pressé soi-même, jus de fruit **100% fruit avec leur pulpe**, compote de fruits.

⇨ **Apports en eau, vitamines, sels minéraux et fibres alimentaires végétales.**

➢ **Un apport en matières grasses :** aucun beurre. Attention à la margarine végétale, choisissez celle qui ne possède pas de galactose (étiquetage à lire, si doutes : ne pas en consommer). Toutes les huiles végétales sont consommables.

⇨ **Apports en acides gras, vitamines A, E et D indispensables et en énergie.**

➢ **Des apports en produits sucrés :** confiture MAISON, sucre, miel ne possèdent pas de galactose... cependant d'autres produits sucrés (à base de chocolat, de caramel par exemple) en possèdent... lire les étiquettes nutritionnelles de tous les produits sucrés du commerce, afin de ne pas consommer accidentellement du galactose plus ou moins caché. Le goût du sucre peut être remplacé par des édulcorants : aspartame, sucralose, extraits de Stévia sans aucun problème.

Le déjeuner

Le déjeuner doit être énergétique, riche en sucres lents sous forme de féculents, mais doit être également riche en protéines animales, en calcium, en eau (Volvic, Contrex, Hépar) et doit apporter un peu de matières grasses, ainsi que des fibres alimentaires végétales en quantité importante.

➢ **Produit laitier délactosé garanti sans lactose ni galactose (produits médicaux :** Enfamil O-lac, Al 110, Galactomin, Lait sans galactose de chez Nutricia, Vitaflo, Lactalis**), pas de fromage,** , yaourt délactosé sans galactose, petit suisse délactosé sans galactose, fromage blanc délactosé sans galactose, mais peut également être apporté sous la forme de riz au lait délactosé MAISON, semoule au lait délactosé MAISON (et dans ce cas, les apports en féculents seront couverts en plus des apports en produits laitiers)... Les apports en calcium pourront être couverts par des eaux minérales riches en calcium : Hépar, Contrex et Volvic.
⇨ **Apports en calcium et en protéines animales de haute valeur biologique.**

➢ **Un apport en viande, poisson, œuf ou assimilés* :** environ 100g suffisent par déjeuner, ces apports sont importants. Les modes de cuisson seront grillés, au court-bouillon, au four, en papillote, micro-onde. Pas de produits du traiteur, pas de plats cuisinés industriels. Cuisinez vos plats vous-même. Ne consommez pas trop d'abats ni de **jaunes d'œufs** et tous les plats qui en contiennent.
⇨ **Apports en protéines animales de haute valeur biologique, de calcium, de vitamines et de sels minéraux. Les apports en poisson sont très intéressants**.

➢ **Un apport en féculents <u>indispensable</u> au choix :** pain (le pain complet, aux céréales... **seront nettement mieux** que le pain blanc), consommez du riz complet ou blanc, des pâtes avec ou **sans œufs**, des pommes de terre (rendez vous sur mon site Internet, à la rubrique « liste des féculents » pour avoir une information beaucoup plus complète sur les féculents de disponibles à la consommation courante). **<u>Pas de légumes secs : ils sont interdits.</u>** Les féculents représentent les fondations de votre alimentation et de l'équilibre alimentaire.

⇨ **Apport en énergie à diffusion lente et progressive. Les féculents apportent des fibres alimentaires végétales, des sels minéraux et des vitamines (surtout <u>si céréales complètes</u>).**

➢ **Un apport <u>indispensable</u> en légumes verts (choix à faire selon leur teneur respective en galactose) :** la consommation de légumes crus est conseillée pour au moins le 1/3 de ces apports totaux journaliers. Les légumes verts peuvent être également cuits, en boîte, surgelés, frais, sous forme de potage « maison », de crudités, **<u>mais pas</u>** de légumes verts préparés industriellement, ne consommez pas le sachet d'épices souvent vendu avec les poêlées surgelées...

⇨ **Apports en fibres alimentaires végétales, sels minéraux, vitamines et eau.**

➢ **Un apport en matières grasses <u>végétales</u> :** pas de crème fraîche (sauf si délactosée **et garantie sans galactose**). Pas de beurre. Attention aux margarines végétales : lire les étiquettes nutritionnelles. Privilégiez l'huile d'olive pour la cuisson et l'huile de noix pour l'assaisonnement. Cependant, l'alternance régulière des huiles végétales est conseillée. Pas d'excès dans les apports.

⇨ **Apports importants en acides gras, oméga 3, 6 et 9, en vitamines A, E, K et D indispensables, et en énergie.**

➢ **Un apport en fruit au choix (choix à faire selon leur teneur respective en galactose) :** fruit frais, fruit frais pressé soi-même, jus de fruit **100% fruit avec leur pulpe**, compote de fruits, fruits pochés.

⇨ **Apports en eau, vitamines, sels minéraux et fibres alimentaires végétales.**

➢ **Des apports en produits sucrés :** confiture, sucre, miel ne possèdent pas de galactose… cependant d'autres produits sucrés (à base de chocolat, de caramel par exemple) en possèdent… le mieux sera de bien lire les étiquettes de tous les produits sucrés du commerce, afin de ne pas consommer accidentellement du galactose plus ou moins caché. Le goût du sucre peut être remplacé par des édulcorants : aspartame, sucralose, extrait de Stévia sans aucun problème.

Le goûter

Le goûter n'est pas une nécessité nutritionnelle et il peut être largement évité. Cependant, si l'activité physique est importante dans la journée, ou dans l'après-midi, et si sensations de faim, alors pourquoi pas.

➢ **Produit laitier délactosé garanti sans lactose ni galactose (produits médicaux :** Enfamil O-lac, Al 110, Galactomin, Lait sans galactose de chez Nutricia, Vitaflo, Lactalis**), pas de fromage,** , yaourt délactosé sans galactose, petit suisse délactosé sans galactose, fromage blanc délactosé sans galactose, mais peut également être apporté sous la forme de riz au lait délactosé MAISON, semoule au lait délactosé MAISON (et dans ce cas, les apports en féculents seront couverts en plus des apports en produits laitiers)… Les apports en calcium pourront être couverts par des eaux minérales riches en calcium : Hépar, Contrex et Volvic.
⇨ **Apports en calcium et en protéines animales de haute valeur biologique.**

➢ **Un apport en féculent au choix parmi :** pain (le pain complet, aux céréales du boulanger… **seront nettement mieux** que le pain blanc, le pain peut être grillé **soi-même** sans problème), céréales complètes type muesli nature, flocons d'avoine nature, galette de riz soufflée nature, pain suédois (lisez les étiquettes des autres produits céréaliers pour petit-déjeuner avant de les consommer). **Ne pas consommer tous les produits céréaliers industriels qui peuvent contenir du galactose plus ou moins caché tels :** toutes les biscottes, cracottes, les céréales allégées pour régime, les céréales à base de blé soufflé qui sont très sucrées, pain au lait, brioches...tous les produits céréaliers à base de **chocolat**...

⇨ **Apports en énergie à diffusion lente et progressive, apportent des fibres alimentaires végétales, des sels minéraux et des vitamines (si céréales complètes).**

➢ **Un apport en fruit au choix (choix à faire selon leur teneur respective en galactose) :** fruit frais, fruit frais pressé soi-même, jus de fruit **100% fruit avec leur pulpe**, compote de fruits.

⇨ **Apports en eau, vitamines, sels minéraux et fibres alimentaires végétales.**

➢ **Un apport en matières grasses :** aucun beurre. Attention à la margarine végétale, choisissez celle qui ne possède pas de galactose (étiquetage à lire, si doutes : ne pas en consommer). Toutes les huiles végétales sont consommables.

⇨ **Apports en acides gras, vitamines A, E et D indispensables et en énergie.**

➢ **Des apports en produits sucrés :** confiture MAISON, sucre, miel ne possèdent pas de galactose... cependant d'autres produits sucrés (à base de chocolat, de caramel par exemple) en possèdent... lire les étiquettes nutritionnelles de tous les produits sucrés du commerce, afin de ne pas consommer accidentellement du galactose plus ou moins caché.

Le dîner

<u>Le dîner</u> ne doit pas être aussi calorique que le déjeuner, la présence des féculents n'est pas une obligation. Les apports en protéines animales peuvent être évités, si vous le désirez. Les apports alimentaires en calcium, en eau seront importants, et ceux en matières grasses limités. Des fibres alimentaires végétales, apportées en quantité, sont impératives.

➢ **Produit laitier délactosé garanti sans lactose ni galactose (<u>produits médicaux</u> :** Enfamil O-lac, Al 110, Galactomin, Lait sans galactose de chez Nutricia, Vitaflo, Lactalis**), pas de fromage,** , yaourt délactosé sans galactose, petit suisse délactosé sans galactose, fromage blanc délactosé sans galactose, mais peut également être apporté sous la forme de riz au lait délactosé MAISON, semoule au lait délactosé MAISON (et dans ce cas, les apports en féculents seront couverts en plus des apports en produits laitiers)... Les apports en calcium pourront être couverts par des eaux minérales riches en calcium : Hépar, Contrex et Volvic.
⇨ **Apports en calcium et en protéines animales de haute valeur biologique.**

➢ **Un apport en viande, poisson, œuf ou assimilés* :** environ 100g suffisent par dîner, ces apports peuvent être absents. Les modes de cuisson seront grillés, au court-bouillon, au four, en papillote, micro-onde. Pas de produits du traiteur, pas de plats cuisinés industriels. Cuisinez vos plats vous-même. Ne consommez pas trop d'abats ni de **jaunes d'œufs** et tous les plats qui en contiennent.
⇨ **Apports en protéines animales de haute valeur biologique, de calcium, de vitamines et de sels minéraux. Les apports en poisson sont très intéressants**.

➢ **Un apport en féculents, non indispensable au dîner.**
Si sensations de faim nocturne, ou activité physique assez importante dans la journée, des apports en féculents peuvent alors être maintenus au repas du dîner : pain (le pain complet, aux céréales... **seront nettement mieux** que le pain blanc), consommez du riz complet ou blanc, des pâtes avec ou **sans œufs**, des pommes de terre (rendez vous sur mon site Internet, à la rubrique « liste des féculents » pour avoir une information beaucoup plus complète sur les féculents de disponibles à la consommation courante). **Pas de légumes secs : ils sont interdits.**
⇨ **Apport en énergie à diffusion lente et progressive. Les féculents apportent des fibres alimentaires végétales, des sels minéraux et des vitamines (surtout <u>si</u> <u>céréales complètes</u>).**

➢ **Un apport <u>indispensable</u> en légumes verts (choix à faire selon leur teneur respective en galactose) :** la consommation de légumes crus est conseillée pour au moins le 1/3 de ces apports totaux journaliers. Les légumes verts peuvent être également cuits, en boîte, surgelés, frais, sous forme de potage « maison », de crudités, mais pas de légumes verts préparés industriellement, ne consommez pas le sachet d'épices souvent vendu avec les poêlées surgelées...
⇨ **Apports en fibres alimentaires végétales, sels minéraux, vitamines et eau.**

➢ **Un apport en matières grasses <u>végétales</u> :** pas de crème fraîche (sauf si délactosée **et garantie sans galactose**). Pas de beurre. Attention aux margarines végétales : lire les étiquettes nutritionnelles. Privilégiez l'huile d'olive pour la cuisson et l'huile de noix pour l'assaisonnement. Cependant, l'alternance régulière des huiles végétales est conseillée. Pas d'excès dans les apports.
⇨ **Apports importants en acides gras, oméga 3, 6 et 9, en vitamines A, E, K et D indispensables, et en énergie.**

➢ **Un apport en fruit au choix (choix à faire selon leur teneur relative en galactose) :** fruit frais, fruit frais pressé soi-même, jus de fruit **100% fruit avec leur pulpe**, compote de fruits, fruits pochés.

⇨ **Apports en eau, vitamines, sels minéraux et fibres alimentaires végétales.**

➢ **Des apports en produits sucrés :** confiture, sucre, miel ne possèdent pas de galactose... cependant d'autres produits sucrés (à base de chocolat, de caramel par exemple) en possèdent... le mieux sera donc de bien lire les étiquettes de tous les produits sucrés du commerce, afin de ne pas consommer accidentellement du galactose plus ou moins caché. Le goût du sucre peut être remplacé par des édulcorants : aspartame, sucralose, extrait de Stévia sans aucun problème.

Exemples de petits-déjeuners (et de goûters) adaptés à la galactosémie

Exemple 1

- Lait, yaourt ou fromage blanc ou petits suisses ou assimilés, **obligatoirement délactosés et dépourvus de galactose** = produits médicaux spéciaux : Enfamil O-lac, Al 110, Galactomin, le lait de soja et les yaourts à base de soja, les crèmes dessert de soja sont autorisés. Pas de lait d'amande.
⇨ *Apport en produit laitier dépourvu de galactose.*

- **Une portion de pain.** Le pain sera complet ou aux céréales☺☺☺, si vous n'aimez pas le pain complet ni celui aux céréales, consommez du pain blanc à la place☺. Le pain peut être grillé ou non. **Pas de pain industriel.**
⇨ *Apport en féculent.*

- Margarine végétale. Attention : certaines margarines végétales apportent du galactose, soyez vigilant(e). **Pas de beurre.**
⇨ *Apport en matières grasses.*

- 1 compote de fruits sans sucre ajouté (choix à faire au niveau des fruits).
⇨ *Apport en fruits.*

Exemple 2

- **Une portion de pain.** Le pain sera complet ou aux céréales☺☺☺, si vous n'aimez pas le pain complet ni celui aux céréales, consommez du pain blanc à la place☺. Le pain peut être grillé ou non. **Pas de pain industriel.**
⇨ *Apport en féculent.*

- Margarine végétale. Attention : certaines margarines végétales apportent du galactose, soyez vigilant(e). **Pas de beurre.**
⇨ *Apport en matières grasses.*

- 1 fruit frais (choix à faire au niveau des fruits).
⇨ *Apport en fruit.*

- Eau minérale : Contrex, Volvic ou Hépar.
⇨ *Apport en calcium indispensable.*

Exemple 3

- Lait, yaourt ou fromage blanc ou petits suisses ou assimilés, **obligatoirement délactosés et dépourvus de galactose =** produits médicaux spéciaux : Enfamil O-lac, Al 110, Galactomin, le lait de soja et les yaourts à base de soja, les crèmes dessert de soja sont autorisés. Pas de lait d'amande.
⇨ *Apport en produit laitier dépourvu de galactose.*

- 1 verre de jus de fruits 100% fruit (choix à faire au niveau des fruits).
⇨ *Apport en fruits.*

- Petits pains suédois (si possible à base de farine de blé complet). ⇨ *Apport en féculent.*

- Margarine végétale. Attention : certaines margarines végétales apportent du galactose, soyez vigilant(e). **Pas de beurre.**
⇨ *Apport en matières grasses.*

Exemple 4

- Lait, yaourt ou fromage blanc ou petits suisses ou assimilés, **obligatoirement délactosés et dépourvus de galactose =** produits médicaux spéciaux : Enfamil O-lac, Al 110, Galactomin, le lait de soja et les yaourts à base de soja, les crèmes dessert de soja sont autorisés. Pas de lait d'amande.
⇨ *Apport en produit laitier dépourvu de galactose.*

- Muesli nature.
⇨ *Apports en féculent.*

- 1 compote de fruits sans sucre ajouté (choix à faire au niveau des fruits).
⇨ *Apport en fruits.*

☝ Dans cet exemple de petit-déjeuner, les matières grasses ne sont pas présentes, on n'en fera pas une maladie, nous n'allons tout de même pas mettre du beurre dans le muesli !

Exemple 5

- Eau minérale : Contrex, Volvic ou Hépar.
⇨ *Apport en calcium indispensable.*

- Galettes de riz soufflé accompagnées de compote de fruits rouges MAISON.

⇨ **_Apports en féculent (galettes de riz) et en fruits._**

☝ Dans cet exemple de petit-déjeuner, les matières grasses ne sont à nouveau, pas présentes. Cela n'est pas grave.

Exemples de déjeuners adaptés à la galactosémie

Exemple 1

- Crudités (choix à faire au niveau des légumes verts), dressées avec vinaigrette MAISON, sel. **Pas de poivre.**
⇨ *Apports en légumes verts + une part d'huile qui représente une partie des apports conseillés en matières grasses*.

- 1 viande grillée, sel. **Pas de poivre.**
⇨ *Apport en protéines animales.*

- Pâtes (les pâtes seront <u>sans œuf</u>), accompagnées après cuisson d'un peu d'huile végétale au choix.
⇨ *L'huile végétale représente la partie restante des apports recommandés en matières grasses pour le déjeuner + apport en féculent (les pâtes sans œufs).*

- **Une portion de pain.** Le pain sera complet ou aux céréales☺☺☺, si vous n'aimez pas le pain complet ni celui aux céréales, consommez du pain blanc à la place☺. Le pain peut être grillé ou non. **Pas de pain industriel.**
⇨ *Apport en féculent.*

- 1 pomme.
⇨ *Apport en fruit.*

Exemple 2

- Salade composée avec : concombre, laitue, maïs doux à volonté et du thon au naturel + riz (si possible du riz complet) + un peu d'huile végétale au choix pour faire la vinaigrette MAISON, sel. **Pas de poivre.**
⇨ *Apports en légumes verts + protéines animales (thon) + féculent (riz) + matières grasses (huile végétale).*

- **Une portion de pain.** Le pain sera complet ou aux céréales☺☺☺, si vous n'aimez pas le pain complet ni celui aux céréales, consommez du pain blanc à la place☺. Le pain peut être grillé ou non. **Pas de pain industriel.**
⇨ *Apport en féculent.*

- Lait, yaourt ou fromage blanc ou petits suisses ou assimilés, **obligatoirement délactosés et dépourvus de galactose =** produits médicaux spéciaux : Enfamil O-lac, Al 110, Galactomin, le lait de soja et les yaourts à base de soja, les crèmes dessert de soja sont autorisés. Pas de lait d'amande.
⇨ *Apport en produit laitier dépourvu de galactose.*

- Une compote de fruits au choix (attention au choix en fruit).
⇨ *Apport en fruits.*

Exemple 3

- 2 poivrons farcis avec de la viande blanche hachée et du riz cuit pilaf au curry (si possible du riz complet), sel. **Pas de poivre.**
⇨ *Apports en légume vert (poivrons) + protéines animales (viande blanche) + féculent (riz) + matières grasses (de l'huile végétale fut utilisée pour l'élaboration du riz pilaf).*

- **Une portion de pain.** Le pain sera complet ou aux céréales☺☺☺, si vous n'aimez pas le pain complet ni celui aux céréales, consommez du pain blanc à la place☺. Le pain peut être grillé ou non. **Pas de pain industriel.**
⇨ *Apport en féculent.*

- Eau minérale : Contrex, Volvic ou Hépar.
⇨ *Apport en calcium indispensable.*

- Banane.
⇨ *Apport en fruit.*

Exemple 4

- Salade composée de pommes de terre avec une vinaigrette MAISON élaborée avec un peu de moutarde, de la sauce Maggi saveur (genre Viandox), sel. **Pas de poivre.**
⇨ *Apports en féculent (pommes de terre) + matières grasses (huile végétale).*

- 1 beau rouget cuit en papillote, accompagné d'une julienne de légumes verts, sel. **Pas de poivre.**
⇨ *Apports en protéines animales (poisson) + légumes verts.*

- **Une portion de pain.** Le pain sera complet ou aux céréales☺☺☺, si vous n'aimez pas le pain complet ni celui aux céréales, consommez du pain blanc à la place☺. Le pain peut être grillé ou non. **Pas de pain industriel.**
⇨ *Apport en féculent.*

- Lait, yaourt ou fromage blanc ou petits suisses ou assimilés, **obligatoirement délactosés et dépourvus de galactose =** produits médicaux spéciaux : Enfamil O-lac, Al 110, Galactomin,

le lait de soja et les yaourts à base de soja, les crèmes dessert de soja sont autorisés. Pas de lait d'amande.
⇨ *Apport en produit laitier dépourvu de galactose.*

- 1 pomme cuite au four.
⇨ *Apport en fruit.*

Exemple 5

- Moules de bouchot **à volonté**, mode de cuisson au choix, sel. **Pas de poivre.**
⇨ *Apport en protéines animales (moules).*

- Pommes de terre frites au four (frites surgelées à cuire au four, lire l'étiquette nutritionnelle du produit), sinon frites naturelles « maison » à cuire dans la machine qui n'utilise d'une cuillère à soupe d'huile...☺☺☺ ou encore frites traditionnelles cuites dans de l'huile de friture☺.
⇨ *Apports en féculent (pommes de terre) + matières grasses.*

- **Une portion de pain.** Le pain sera complet ou aux céréales☺☺☺, si vous n'aimez pas le pain complet ni celui aux céréales, consommez du pain blanc à la place☺. Le pain peut être grillé ou non. **Pas de pain industriel.**
⇨ *Apport en féculent.*

- Lait, yaourt ou fromage blanc ou petits suisses ou assimilés, **obligatoirement délactosés et dépourvus de galactose =** produits médicaux spéciaux : Enfamil O-lac, Al 110, Galactomin, le lait de soja et les yaourts à base de soja, les crèmes dessert de soja sont autorisés. Pas de lait d'amande.
⇨ *Apport en produit laitier dépourvu de galactose.*

- Laitue **à volonté** avec vinaigrette MAISON. **Pas de poivre.**
⇨ *Apport en matières grasses + légume vert (laitue).*

Exemples de dîners adaptés à la galactosémie

Exemple 1

- Potage de légumes « maison » (attention à faire les bons choix de légumes verts), sel. **Pas de poivre.**
⇨ *Apport en légumes verts.*

- Filet de sole cuit à la vapeur, sel. **Pas de poivre.**
⇨ *Apport en protéines animales (sole)*

- Bouquets de chou brocoli à volonté cuits à la vapeur, puis revenus dans un peu d'huile d'olive, sel. **Pas de poivre.**
⇨ *Apports en légumes verts + matières grasses.*

- **Une portion de pain.** Le pain sera complet ou aux céréales☺☺☺, si vous n'aimez pas le pain complet ni celui aux céréales, consommez du pain blanc à la place☺. Le pain peut être grillé ou non. **Pas de pain industriel.**
⇨ *Apport en féculent.*

- Eau minérale : Contrex, Volvic ou Hépar.
⇨ *Apport en calcium indispensable.*

- Une poignée de cerises.
⇨ *Apport en fruits.*

Exemple 2

- Taboulé. **Ne pas consommer les raisins secs.**
⇨ *Apports en féculent (semoule de blé) + matières grasses (huile végétale du taboulé).*
- Roulades de blancs de poireaux au jambon blanc, braisées en cocotte, sel. **Pas de poivre.** (Souvenez vous que les apports en jambon ne sont pas nécessaires au dîner).
⇨ *Apports en légume vert (poireaux) + protéines animales (jambon blanc) + matières grasses (huile végétale pour la cuisson en braisé).*

- **Une portion de pain.** Le pain sera complet ou aux céréales☺☺☺, si vous n'aimez pas le pain complet ni celui aux céréales, consommez du pain blanc à la place☺. Le pain peut être grillé ou non. **Pas de pain industriel.**
⇨ *Apport en féculent.*

- Lait, yaourt ou fromage blanc ou petits suisses ou assimilés, **obligatoirement délactosés et dépourvus de galactose =** produits médicaux spéciaux : Enfamil O-lac, Al 110, Galactomin, le lait de soja et les yaourts à base de soja, les crèmes dessert de soja sont autorisés. Pas de lait d'amande.
⇨ *Apport en produit laitier dépourvu de galactose.*

- Une compote de rhubarbe faite « maison » édulcorée ou sucrée.
⇨ *Apport en fruit (pas tout à fait vrai, en effet, la rhubarbe est un légume vert…)*

Exemple 3

- Salade composée de crevettes décortiquées, coques, céleri rave râpé, concombre, pomme golden coupée en dès, jeunes pousses de maïs doux, le tout assaisonné d'une vinaigrette maison, sel. **Pas de poivre.**

⇨ *Apports en légumes verts (céleri, jeunes pousses de maïs et concombre) + protéines animales (crevettes, coques) + matières grasses (huile végétale) + apport en fruit (pomme).* (Souvenez vous que les apports en crevettes et coques ne sont pas nécessaires au dîner).

- **Une portion de pain.** Le pain sera complet ou aux céréales☺☺☺, si vous n'aimez pas le pain complet ni celui aux céréales, consommez du pain blanc à la place☺. Le pain peut être grillé ou non. **Pas de pain industriel.**

⇨ *Apport en féculent.*

- Eau minérale : Contrex, Volvic ou Hépar.

⇨ *Apport en calcium indispensable.*

Exemple 4

- Salade de pommes de terre sauce vinaigrette à la moutarde **maison**, sel. **Pas de poivre.**

⇨ *Apports en féculent (pommes de terre) + matières grasses (huile végétale).*

- Rôti de bœuf cuit. (Souvenez vous que ces apports ne sont pas nécessaires au dîner).

⇨ *Apport en protéines animales.*

- Bouquets de chou fleur cuits à la vapeur. Sel, **pas de poivre.**

⇨ *Apports en légume vert (chou fleur) + produit laitier (béchamel) + très léger apport de féculent (béchamel).*

- **Une portion de pain.** Le pain sera complet ou aux céréales☺☺☺, si vous n'aimez pas le pain complet ni celui aux céréales, consommez du pain blanc à la place☺. Le pain peut être grillé ou non. **Pas de pain industriel.**

⇨ *Apport en féculent.*

- 2 clémentines.
⇨ *Apport en fruits.*

- Eau minérale : Contrex, Volvic ou Hépar.
⇨ *Apport en calcium indispensable.*

Exemple 5

- Une andouillette grillée **bouchère** (**pas de fabrication industrielle**). (Souvenez vous que ces apports ne sont pas nécessaires au dîner).
⇨ *Apport en protéines animales.*

- Blettes et carottes, accompagnés d'un peu d'huile d'olive, sel.
⇨ *Apports en légumes verts + matières grasses (huile d'olive).*

- **Une portion de pain.** Le pain sera complet ou aux céréales☺☺☺, si vous n'aimez pas le pain complet ni celui aux céréales, consommez du pain blanc à la place☺. Le pain peut être grillé ou non. **Pas de pain industriel.**
⇨ *Apport en féculent.*

- Eau minérale : Contrex, Volvic ou Hépar.
⇨ *Apport en calcium indispensable.*

- Salade de fruits au naturel ou au sirop léger.
⇨ *Apport en fruits (faire les bons choix en fruits).*

Résumons, en cas de galactosémie...

➤ Le régime alimentaire à suivre sera parfaitement équilibré, **sans galactose strict, puis pourra être élargi au régime sans lactose strict à l'âge adulte (<u>selon avis de votre médecin</u>).**

Notamment pour les enfants et les adolescents atteints de galactosémie :

➤ Au rayon des produits laitiers (hors fromage) : **aucun <u>sauf les produits laitiers dégalactosés médicaux.</u>**

➤ Au rayon des fromages : **aucun.**

➤ Au rayon des viandes, poissons, œufs et **assimilés* : tous,** aucun mode de cuisson ne sera imposé. Pas de plats du traiteur, ni industriels. Les apports seront au déjeuner, **ils pourront être évités au dîner.**

➤ Au rayon du pain : le pain complet, aux graines... sont à privilégier, **évitez le pain blanc. Pas de pain industriel.**

➤ Au rayon des féculents : ils seront indispensables : **céréales complètes conseillées**. Les féculents seront apportés à chaque repas, cependant, ils peuvent être évités au dîner. Pas de légumes secs.

➤ Au rayon des légumes verts (rendez vous sur mon site à la rubrique : « - Liste des légumes verts ») : **des choix sont à faire en fonction de leur teneur respective en galactose.**

➤ Au rayon des fruits frais, compotes, jus de fruits 100% fruit : **choix à faire en fonction de leur teneur respective en galactose.**

➤ Au rayon des matières grasses : aucun problème en **quantité contrôlée, pas de beurre ni <u>certaines</u> margarines végétales qui <u>sont interdits</u>**.

➤ Au rayon du sucre et des produits sucrés : **à surveiller, certains <u>sont interdits tels les chocolats, les caramels...</u>**

➤ Les boissons seront plates ou gazeuses : aucun problème. Si possible riche en calcium : Volvic, Hépar, Contrex.

➤ Au rayon des condiments (sel, poivre, épices, moutarde...) : **tous sauf le poivre et la mayonnaise qui sont interdits.**

Glossaire

Acalorique : qui est dépourvu d'énergie intrinsèque.

Acidose : diminution de l'alcalinité du plasma (qui s'acidifie).

Albuminémie : teneur sanguine en albumine (protéine circulante).

Alcaliniser : faire tendre vers un pH alcalin, diminuer l'acidité.

Anémie : carence(s) en fer, et/ou en vitamine B9 et/ou en vitamine B12.

Anévrisme : tumeur circonscrite développée dans le trajet d'une artère par dilatation des parois.

Anisakis : ver nématode parasite responsable de l'anisakiase, responsable de tumeur (côlon, estomac). Infestation causée par la consommation de poisson cru ou mal cuit.

Anorexie : qui ne s'alimente plus.

Artères coronaires : artères nourricières du cœur.

Assimilés (des viandes, poissons et œufs) : surimi, crevette et autres crustacés, insectes...bref, tous les autres apports alimentaires riches en protéines animales.

Asthénie : fatigue musculaire plus ou moins importante.

Athérogène : qui favorise **l'athérogénèse***.

Athérogénèse : qui favorise la formation de plaque d'athérome au niveau des artères. Si cette plaque d'athérome se décolle de l'artère, elle peut bloquer l'irrigation sanguine, par exemple du cerveau, et provoquer un AVC.

Athérosclérose coronarienne : dégénérescence des artères nourricières du cœur, due à la formation de plaques d'athérome dans la couche interne de ces artères.

Auto-immune : maladie au cours de laquelle l'organisme libère des anticorps contre lui-même, car il ne reconnaît plus ses propres organes, et les considère comme des corps étrangers.

Bassinet : zone du rein, en forme d'entonnoir, qui recueille l'urine.

Blutée : se dit d'une céréale dont on a retiré le son (riz blanc, farine de blé T45...)

Calice : partie du rein qui donne naissance au bassinet.

Cataracte : affection oculaire aboutissant à l'opacité du cristallin ou à celle de sa capsule.

Congénitale : acquis de part la naissance.

Corticothérapie : traitement médical à base d'apport(s) de cortisone.

Dépenses énergétiques basales : il s'agit des dépenses énergétiques totales liées exclusivement au fonctionnement de l'organisme au repos complet (dépenses liées à la respiration, à la circulation sanguine...)

Duodénum : première partie de l'intestin grêle, localisée juste à la suite de l'estomac.

Dyspepsie : digestion difficile.

Dysphagie : difficulté d'origine physique à s'alimenter.

Epigastrique : région supérieure de l'abdomen, comprise entre le nombril et le sternum.

Etiologie : terme médical désignant les causes responsables d'une pathologie.

Fécalome : accumulation considérable de matières fécales, créant un bouchon obstruant la lumière intestinale.

Gastrectomie : ablation chirurgicale partielle ou totale de l'estomac.

Glucodépendant : qui a un besoin vital de glucide(s), organe qui est dépendant des apports alimentaires en glucide(s).

Hémopathie maligne : affection entraînant une modification du sang d'origine cancéreuse.

Hernie : sortie d'une partie d'un organe en dehors de sa cavité naturelle, où il se trouve en temps normal.

Hydrophile : qui est attiré par l'eau, qui aime l'eau.

Hyperinsulinisme : sécrétion très importante d'insuline par le pancréas.

Hyperkaliémie : excès de potassium dans le sang.

Hyperparathyroïdie : suractivité des glandes parathyroïdes, glandes qui interviennent dans le métabolisme phosphocalcique.

Hypertriglycéridémie : excès de triglycérides dans le sang.

Hyperuricémie : excès d'acide urique dans le sang.

Hypoglycémie : taux de glucose circulant dans le sang anormalement bas.

Hypophyse : glande endocrine située dans le cerveau, reliée à l'hypothalamus par la tige pituitaire. Elle régule de nombreuses autres glandes endocrines de l'organisme grâce à la sécrétion d'hormones hypophysaires.

Hyponatrémie : baisse anormale du taux de sodium dans le sang.

Iatrogène : qui est provoqué par le médecin.

Idiopathique : se dit d'une maladie dont on ne connaît pas la cause.

Insulinorésistance : résistance de l'organisme à l'action de l'insuline.

Intima : tunique interne d'une artère ou d'une veine.

Ischémie myocardique transitoire : diminution de l'irrigation sanguine artérielle du cœur de façon plus ou moins prolongée.

Jéjunum : deuxième partie de l'intestin grêle, localisée juste à la suite du **duodénum*.**

Lésions athéroscléreuses : lésions inflammatoires chroniques, localisées au niveau de la média des artères, constituées de dépôt de calcium, protéines, cholestérol...

Listériose : affection due à une bactérie : Listéria Monocytogenes.

Lithiase : formation de petit caillou.

Média : tunique moyenne d'une artère ou d'une veine.

Métabolisme de base : voir dépenses énergétiques basales.

Néphron : unité fonctionnelle du rein.

Occlusion : conduit naturel qui s'est bouché, obstrué.

Odynophagie : déglutition douloureuse.

Œsophagite peptique : inflammation de la paroi de l'œsophage due aux remontées acides, plus ou moins fréquentes, de l'estomac.

Pancréatite : inflammation du pancréas.

Parenchyme : tissu fonctionnel.

Péristaltisme intestinal : contractions intestinales qui propulsent les matières fécales vers la sortie du tube digestif.

Postprandial : qui se produit immédiatement après le repas.

Reflux gastro œsophagien : remontée du contenu acide de l'estomac dans l'œsophage.

Rétrosternale : qui est localisé derrière le sternum.

Sclérose : induration pathologique d'un organe ou d'un tissu par suite de l'hypertrophie du tissu conjonctif qui rentre dans sa structure.

Spina-bifida : malformation du nouveau-né consistant en un défaut de soudure au niveau de plusieurs vertèbres, d'où une fissure apparente à la naissance de l'enfant.

Sténose : rétrécissement.

Sucres rapides : ce dit des glucides qui sont rapidement absorbés par le tube digestif, ce qui entraîne une élévation très rapide de la sécrétion d'insuline. Le plus répandu est le glucose.

Tératogène : qui provoque des malformations du fœtus.

Thrombogène : qui favorise la formation de thrombus : masse sanguine coagulée (caillot) se formant dans les artères.

Thrombose : formation d'un caillot dans un vaisseau sanguin ou dans une des cavités du cœur chez un être vivant.

Tissu adipeux : tissu faisant office de réserve principale de triglycérides (graisses).

Toxoplasmose : pathologie pouvant être grave chez la femme enceinte, due à la parasitose par un parasite unicellulaire : le toxoplasme. Le nouveau-né peut naître aveugle lors de la contamination de la mère gestante par ce parasite.

Uretère : canal véhiculant l'urine du bassinet du rein à la vessie.

☺ : Passablement bien.

☺☺ : Bien.

☺☺☺ : Excellent.

☺ : Neutre.

☹ : A éviter, très mauvais.

☠ : Interdit, voire, dans certains cas, potentiellement mortel.